LA MORTALITÉ

PAR

Les Maladies Épidémiques

DANS LE VIIIe ARRONDISSEMENT

DE PARIS

En 1880, 1881 et 1882

Par M. le Docteur Henri THORENS

Secrétaire général de la Société de Médecine de Paris,
Médecin du Bureau de bienfaisance,
Médecin inspecteur des Ecoles Communales,
Membre adjoint de la Commission d'hygiène du VIIIe arrondissement.

PARIS

IMPRIMERIE ALCAN-LÉVY, 61, RUE LAFAYETTE

1883

LA MORTALITÉ

PAR

Les Maladies Épidémiques

DANS LE VIIIe ARRONDISSEMENT

DE PARIS

En 1880, 1881 et 1882

Mémoire lu à la Commission d'hygiène du VIIIe arrondissement
et à la Société médicale de l'Elysée.

LA MORTALITÉ

PAR

Les Maladies Épidémiques

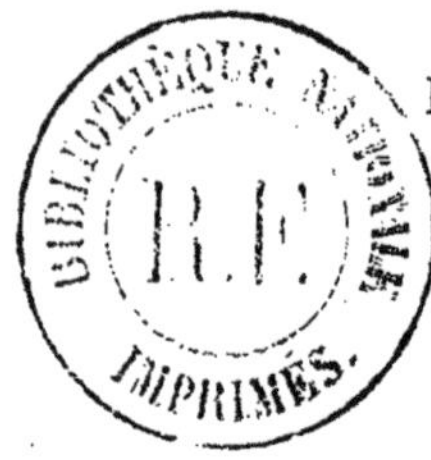

DANS LE VIIIe ARRONDISSEMENT

DE PARIS

En 1880, 1881 et 1882

Par M. le Docteur HENRI THORENS

Secrétaire général de la Société de Médecine de Paris,
Médecin du Bureau de bienfaisance,
Médecin inspecteur des Écoles Communales,
Membre adjoint de la Commission d'hygiène du VIIIe arrondissement.

PARIS

IMPRIMERIE ALCAN-LÉVY, 61, RUE LAFAYETTE

—

1883

LA MORTALITÉ

PAR

Les Maladies Épidémiques

DANS LE VIIIe ARRONDISSEMENT

DE PARIS

En 1880, 1881 et 1882.

Le VIIIe arrondissement municipal de Paris, arrondissement de l'Élysée, a, d'après le recensement de 1881, une population de 89,004 habitants, inégalement répartie entre les quatre quartiers. Au recensement de 1876, sa population était de 83,993 habitants, ce qui correspond à une augmentation de 4,011 habitants pour cinq ans, en moyenne de 802 habitants par an.

Cette augmentation a porté d'une manière inégale sur les quatre quartiers, comme l'indique le tableau ci-joint, comprenant les résultats des recensements de 1866, 1876 et 1881.

	POPULATION EN			DIFFÉRENCE entre 1876 et 1881	
	1866	1876	1881	Absolue.	Par année.
Champs-Elysées	7.132	8.377	8.281	96	17
Faubourg du Roule	17.707	18.958	18.828	130	26
Madeleine	29.545	25.459	27.118	1.659	332
Europe	15.875	31.199	34.777	3.578	715
VIIIe arrondissement	70.259	83.993	89.004	4.011	802

Pour la population de 1881, nous n'avons tenu compte que de la population de fait, et non de celle de droit, laquelle est seule comptée dans les recensements précédents. Pour le recensement de 1881, cette population de droit est de :

Champs-Elysées	8.074
Roule	29.199
Madeleine	27.035
Europe	36.654
VIIIe Arrondissement	85.406

L'augmentation serait ainsi plus considérable qu'elle ne le paraît dans le premier tableau, et la population du quartier du Roule aurait augmenté de 1,241 habitants, au lieu de diminuer de 130.

Les différences par année sont assez peu considérables pour que nous puissions les négliger, et prendre les résultats du census de 1881 comme s'appliquant également aux années 1880, 1881 et 1882.

En regard de ce tableau de la population, nous pouvons établir, d'après les documents de l'Annuaire statistique de la Ville de Paris, de 1880 et 1881, celui des surfaces appartenant à chaque quartier, suivant qu'elles sont couvertes de constructions ou consacrées à des voies publiques, plantées ou non plantées, à des squares ou des promenades, ainsi que celui de la répartition par quartier des maisons et des locaux industriels ou d'habitation.

	Total	a. Non bâties.	b. Bâties.	Maisons.	Locaux.	Industriels.	Habités.
	hect.	hect.	hect.				
Champs-Elysées...	111.6	65.14.51 (1)	46.45.49	492	4.305	2.261	2.064
Roule............	75.6	23.24.03	52.35 97	836	8.374	2.837	5.537
Madeleine........	79.0	21.32.20	57.67.80	884	12.373	5.555	6.818
Europe...........	114.8	42.67.50	72.12.50	1.147	13.948	4.522	9.426
VIIe Arrondissem.	381.0	151.98.24	228.61.76	3.359	39.000	15.175	23.845

Ces tableaux nous conduisent au suivant, qui représente la densité de la population et le rapport des surfaces bâties et non bâties.

		Maisons par hect. bâti.	Population par maison	Population par hect. bâti.
Champs-Elysées (2), surf. bât. : surf. n. bât. =	0.8	10 6	16	178
Roule, — — =	2.2	16	22	360
Madeleine, — — =	2.7	15.2	30.6	470
Europe, — — =	1.7	16.2	30.3	482

La population est le plus disséminée dans le quartier des Champs-Élysées, où les surfaces occupées par les voies publiques et les plantations sont supérieures à celles occupées par les habitations (ceci avant les travaux qui se font actuellement).

Les trois autres quartiers se suivent de près ; ils ont à peu près le même nombre de maisons à l'hectare de surfaces bâties : 15 à 16 ; — le quartier du faubourg du Roule est le moins peuplé. Le quartier de la Madeleine présente une population inférieure par hectare bâti, supérieure par hectare total à celle du quartier de l'Europe ; c'est-à-dire que, dans celui-ci (l'Europe), les surfaces non bâties sont proportionnellement plus étendues que dans celui-là (la Madeleine), mais que les parties bâties sont occupées par une population plus dense.

En résumé, sauf pour les Champs-Elysées, le VIIIe arrondissement présente une population de densité moyenne; il figurerait sur l'échelle croissante de densité de population des 20 arrondissements, au 8e rang,

(1) Dont 11 hect. 18 pour la Seine; 53hect.,96,51 sans la Seine.
(2) La Seine défalquée.

au milieu des arrondissements excentriques; seul, des anciens arrondissements, le VIIe a une population moins ramassée (207 habitants à l'hectare).

Cette population est généralement aisée; le nombre des indigents est de 21 p. 10000 (1/45 de la population totale); c'est, après le IXe arrondissement, qui n'a que 19 p. 1000, le plus bas chiffre.

Le recensement de 1876 (et ces résultats sont confirmés par celui de 1881) nous apprend que c'est l'arrondissement qui renferme le moins d'enfants au-dessous de 5 ans; il n'occupe que l'avant-dernier rang, presque le dernier, pour la population de 5 à 15 ans; il a la plus forte proportion pour l'âge de 35 à 60 ans; les vieillards, au-dessus de 60 ans, y sont en nombre inférieur à la moyenne générale parisienne.

Le VIIIe et le IXe sont les deux arrondissements qui renferment le moins d'hommes (4,390 p. 10,000 habitants), et le plus de femmes (5,610 p. 10,000); la différence est encore plus marquée si on tient compte des personnes mariables; 13,044 garçons et veufs de 18 à 60 ans, contre 20,048 filles et veuves de 15 à 50 ans, soit 1,530 femmes pour 1,000 hommes.

En résumé, cet arrondissement renferme une population choisie, au point de vue de la résistance vitale: densité médiocre, aisance, faible proportion des âges extrêmes.

La moyenne annuelle des mariages de 1870-1880 a été de 815; le nombre en a été de 968 en 1880; 981 en 1881; 908 en 1882.

Le nombre des naissances a été :

Moyenne annuelle, 1870-1880	1.633
1880	1.416
1881	1.403
1882	1.397

Celui en morts-nés a été de :

Moyenne annuelle, 1870-1880	118
1880	115
1881	147
1882	134

Celui des décès a été de :

Moyenne annuelle, 1870-1880	1.542
1880	1.386
1881	1.372
1882	1.365

Le nombre des mariages est un peu supérieur à la moyenne de tout Paris (1/20 du nombre total de mariages, la population de l'arrondissement étant 1/29 de la population parisienne). Le nombre des naissances (1/40) et celui des décès (1/41) est inférieur à la moyenne parisienne totale.

Il eût été intéressant de connaître quel tribut cette population ainsi composée paie aux différentes maladies; malheureusement les documents font absolument défaut pour apprécier la morbidité; nous ne pouvons avoir de renseignements certains que sur les causes des décès, et étudier comment ils se répartissent dans les quatre quartiers de l'arrondissement; notre étude portera sur les trois années sur lesquelles le Bulletin de statistique municipale et l'Annuaire statistique nous donnent des renseignements.

La mortalité a été :

	Absolue.			Pour 10.000 vivants		
	1880	1881	1882	1880	1881	1882
Champs-Elysées........	139	159	127	167.9	192 0	153.3
Roule................	334	390	376	177.4	207.1	199.7
Madeleine............	436	347	385	160.8	128.0	141.9
Europe...............	477	476	477	137.1	137.1	137.1
	7386	1372	1365	155.7	154.2	153.3

Nous voyons, d'après ce tableau, que la mortalité de l'arrondissement a diminué un peu de 1880 à 1881, et, de plus, que cette diminution n'a pas été la même dans tous les quartiers. Dans celui des Champs-Elysées, la mortalité augmente en 1881 pour redescendre davantage en 1882. Dans le faubourg du Roule, la mortalité de 1881 l'emporte sur celle de 1882; dans la Madeleine, la mortalité descend en 1881, se relève en 1882, sans atteindre celle de 1880; dans l'Europe, elle reste stationnaire.

Nous savons que l'année 1882 a été marquée par une épidémie de fièvre typhoïde : les remarques que nous venons de faire nous permettent déjà de conclure qu'elle n'a pas influé d'une manière sensible sur la mortalité générale du VIIIe arrondissement.

Nous voyons, de plus, à ce tableau et à l'examen du graphique II, que la mortalité proportionnelle est la moindre dans le quartier de l'Europe, sauf en 1881, où le minimum appartient au quartier de la Madeleine; puis vient le quartier de la Madeleine; les Champs-Elysées arrivent en troisième ligne, et, même en 1881, ils ont le maximum de mortalité; enfin, en quatrième ligne, le quartier du faubourg du Roule.

Le tableau suivant nous montre l'influence exercée par les affections épidémiques sur la mortalité générale de chaque quartier.

MORTALITÉ PAR MALADES ZYMOTIQUES

	Pour 10.000 vivants.			Pour 100 décès.		
	1880	1881	1882	1880	1881	1882
Champs-Elysées..........	24	20	13	14.4	9.3	6.9
Roule..................	16	24	30	9	10.5	15.2
Madeleine..............	20	16	20	12.4	12.3	14
Europe.................	16	16	14	12	12.8	10.3

Le second tableau nous donne les décès par maladies épidémiques, fièvre typhoïde, diphthérie, variole, scarlatine, rougeole, infection puerpérale par années et par quartiers, dans les trois années 1880, 1881 et 1882.

	T			D			V			S			R			P			TOTAUX.		
	1880	81	82																		
Champs-Elys.	6	6	6	12	4	4	2	0	0	0	6	0	0	1	1	0	0	0	20	17	11
Roule........	15	20	31	10	6	13	3	1	1	0	4	2	1	7	4	1	5	6	30	43	57
Madeleine....	22	19	37	12	10	8	5	4	1	5	7	1	4	2	4	6	1	3	54	43	54
Europe......	19	31	31	13	10	8	5	4	0	7	4	1	6	6	7	7	5	2	57	60	49
	62	76	105	47	30	33	15	9	2	12	15	4	11	16	16	14	11	11	161	163	171

Champs-Elysées. — A l'augmentation de la mortalité en 1881 correspond une augmentation dans les décès par fièvres éruptives (6 scarlatines), mais la mortalité totale par maladies épidémiques a subi une diminution, due surtout au moins grand nombre de cas de diphthérie, la fièvre typhoïde restant stationnaire.

Faubourg du Roule. — L'augmentation de la mortalité générale en 1881 coïncide avec une augmentation dans les décès par fièvres éruptives (4 S., 7 R.) et fièvre typhoïde (20 T.) ; la diphthérie a, au contraire, diminué ; mais, en 1882, malgré une augmentation notable de la fièvre typhoïde (30 T.) et de la diphthérie (13 D.), la mortalité générale diminue.

Madeleine. — La diminution de la mortalité générale de 1880 à 1881 coïncide avec une diminution des décès par diphthérie et par fièvres éruptives ; les décès dus à ces deux dernières causes vont encore en diminuant en 1882, mais la mortalité générale se relève un peu, et ce relèvement coïncide avec une augmentation sensible des décès typhiques.

Europe. — Dans ce quartier, la mortalité générale reste presque stationnaire ; les décès par diphthérie et par fièvres éruptives vont en diminuant de 1880 à 1882 ; la fièvre typhoïde augmente assez fortement en 1881, pour rester au même niveau en 1882.

Il eût été intéressant de ne pas se borner aux renseignements qu'on peut tirer de la mortalité, et d'y joindre une étude sur la morbidité. Malheureusement les documents font défaut. Nous ne connaissons même pas les adresses précises des décédés, et nous sommes obligé de raisonner sur le quartier, comme sur une unité réelle, sans pouvoir faire la part des épidémies locales, des épidémies de maisons, par exemple, qui seraient les plus utiles à connaître, au point de vue hygiénique.

Nous avons cherché à le faire au point de vue de la fièvre typhoïde. La commission d'hygiène du VIIIe arrondissement nous avait chargé de coordonner les documents sur la marche de l'épidémie que nous venons de traverser.

A cet effet, un questionnaire a été adressé aux médecins exerçant dans l'arrondissement ; mais j'ai le regret d'avoir à constater que 15 seulement ont répondu à l'appel, donnant des renseignements sur 65 cas.

Nous nous sommes adressé à l'administration et avons demandé un état des malades entrés dans les hôpitaux et habitant le VIIIe arrondissement, nous ne l'avons reçu que pour 17 malades entrés dans les hôpitaux en décembre et janvier.

Nous n'avons eu à notre disposition que le relevé des personnes mortes dans l'arrondissement de la fièvre typhoïde, ce qui répond à 44 cas, dont nous connaissons les domiciles.

Pour la même période, le *Bulletin de statistique* municipale signale 105 décès de fièvre typhoïde, à savoir :

Champs-Elysées	6
Roule	31
Madeleine	37
Europe	31

La différence entre ce chiffre de 105, fourni par le *Bulletin statistique*, et celui de 44, relevé du Bureau des décès, tient à ce que, dans le *Bulletin statistique*, on fait figurer les décès survenus dans les hôpitaux dans les chiffres des quartiers où les décédés étaient domiciliés.

En ajoutant 5 cas d'autres observations dont j'ai eu connaissance, j'ai pu réunir un total de 144 cas de fièvre typhoïde survenus dans le VIIIe arrondissement.

D'après les données du *Bulletin de statistique municipal*, l'épidémie de fièvre typhoïde doit être envisagée du 4 août 1882 (31e semaine) au 31 janvier 1883. Dans cette période, la mortalité a été, par quartier :

	Population		Pour 100.000 habitants.
Champs-Elysées	8.281	6	72.45
Roule	10.828	17	90.29
Madeleine	27.118	30	110.62
Europe	34.777	20	57.51
VIIIe arrondissement	89.004	73	83.91

Pour la même période, la mortalité par fièvre typhoïde a été pour Paris :

Paris	2.239.528	2.437	108.79

Dans le quartier le plus éprouvé, celui de :

Ecole-Militaire	17.464	61	349.29

Dans le moins éprouvé :

Gaillon	9.579	2	20 88

Si, au lieu de nous borner aux limites de l'épidémie, nous considérons l'année entière, nous avons les chiffres suivants, qui ont l'avantage de pouvoir être comparés à ceux des autres années, notamment à 1880, seule année dont nous connaissions la mortalité par causes de décès et par quartier.

			Par 100.000 hab.	1880.	Par 100.000 hab.
Champs-Elysées............	8.281	6	72.45	6	72
Roule....................	18.828	31	16.46	15	79
Madeleine................	27.118	27	136.4	22	86
Europe...................	34.777	31	89.13	19	61
VIIIe arrondissement........	89.004	105	118 »	62	74

De 1872 à 1875, période normale, sans épidémie typhique, la mortalité par fièvre typhoïde avait été dans l'arrondissement de 37 par 100,000 habitants; en 1876, elle monte à 68 pour redescendre à 46 en 1877-79, et remonter à 74 en 1880 et 85 en 1881. La mortalité générale typhique de Paris étant, pour les périodes normales 1872-75 et 1877-79 de 51, 102 en 1876, 97 en 1880, 95 en 1881, en 1882 147.

L'examen de ces tableaux nous montre que la mortalité par fièvre typhoïde dans le VIIIe arrondissement varie dans le même sens que la mortalité générale dans Paris, en demeurant constamment un peu audessous de cette mortalité générale.

Nous voyons, de plus, que les différents quartiers paient un tribut inégal à cette mortalité et que les relations varient suivant qu'on considère les décès typhiques de toute l'année ou ceux de la période épidémique. Pour toute l'année, le quartier du Roule est le plus frappé, avec une mortalité de 164, celle du quartier de la Madeleine étant de 136; pour la période épidémique, le quartier de la Madeleine est plus éprouvé, avec une mortalité de 110, celle du Roule n'étant plus que de 90. Une même relation existe entre les quartiers de l'Europe et des Champs-Elysées.

Si on considère tous les décès de 1882, la mortalité du quartier de l'Europe (89) l'emporte sur celle des Champs-Elysées (72), si on ne considère que les décès survenus pendant la période épidémique, c'est au contraire la mortalité des Champs-Elysées (72) qui l'emporte sur celle de l'Europe (57). Ces différences nous indiquent que la fièvre typhoïde a surtout sévi dans les quartiers de l'Europe et du Roule pendant le premier semestre; en effet, sur 62 décès, il y en a 41 survenus dans les 40 premières semaines.

En 1880, comme dans la période épidémique de 1882, la mortalité du quartier de la Madeleine par fièvre typhoïde a été supérieure à celle du Roule, celle des Champs-Elysées a été supérieure à celle du quartier de l'Europe.

Ces faits nous permettent d'apprécier l'influence qu'ont pu exercer, au point de vue de la contagion, les nombreux typhoïdes réunis à l'hôpital Beaujon. Or, c'est précisément au moment où l'épidémie est dans son plein, où les services hospitaliers sont encombrés que la maladie se fait le moins sentir dans les deux quartiers dont Beaujon est limitrophe.

En relevant les domiciles des typhiques dont nous avons pu avoir connaissance, nous voyons que s'il y a eu des cas de fièvre typhoïde aux environs de Beaujon, ces cas n'y sont cependant pas plus ramassés que dans d'autres points de l'arrondissement; la rue de Ponthieu et l'avenue d'Antin, les environs de la place de la Ville-l'Evêque, par exemple; je dois ajouter que c'est précisément dans cette région des environs de Beaujon que j'ai pu recueillir le plus de documents; elle forme, en effet, ma circonscription comme médecin du bureau de bienfaisance, et j'ai pu avoir des renseignements sur la plupart des cas observés. Il me semble qu'il y aurait exagération à attribuer, au voisinage de l'hôpital un cas observé rue Rembrandt, n° 8, un décès au 52 de la rue de Lisbonne et deux cas signalés dans cette même rue par M. le Dr d'Ancona. Et nous pouvons conclure que l'influence contagieuse de l'agglomération hospitalière des typhiques, si même elle a existé, n'a été que de faible intensité.

Peut-on attribuer la fréquence de la fièvre typhoïde dans certains quartiers à des travaux de terrassement qui auraient été exécutés au voisinage. M. le Dr Hestres attribue aux travaux exécutés dans la rue Washington les cas survenus aux nos 161 et 182 du faubourg Saint-Honoré, 17, avenue Friedland; on pourrait y ajouter deux cas, un décès, 24, avenue Friedland.

Un foyer de fièvre typhoïde a existé dans la rue Miroménil; M. le Dr Billon a observé cinq cas, dont un décès, et moi-même j'en ai constaté un sixième dans la section de la rue Miroménil comprise entre la rue la Boëtie et le boulevard Haussmann; ils étaient groupés autour des constructions qui se font au n° 51 de la rue Miroménil et se sont montrés en août et septembre. On peut en rapprocher un cas (décès), 7, rue Miroménil; un cas, 20, rue Miroménil; un décès, 44, rue Delaborde; un décès, 33, rue de la Bienfaisance.

Il nous a été signalé comme ayant été particulièrement frappés :

1, rue Saint-Florentin, 3 cas, 1 décès. M. le Dr Rigal mentionne plusieurs cas dans ce quartier.

Rue Tronchet et rue des Mathurins, 4 cas.

Place de la Ville-l'Evêque, 7 cas, 1 décès.

La caserne de Penthièvre (*Bulletin statistique*); la caserne de la Pépinière aurait été indemne.

Rue de Ponthieu, avenue d'Antin, rue Montaigne, rue du Colisée, 13 cas, 5 décès.

Rue de Copenhague et partie avoisinante des rues de Rome, de Naples, de Constantinople, 7 cas, 4 décès.

Fin du faubourg Saint-Honoré, 14 cas, 3 décès.

Malheureusement, ce ne sont que des faits épars, et qui peuvent à peine servir d'indications.

L'on peut estimer que l'épidémie actuelle, qui a été bénigne, a présenté une mortalité de 10 0/0; les 105 décès survenus dans l'arrondissement dans l'année, ou les 73 survenus pendant la période épidémique correspondraient donc à un chiffre minima de 1,000 et 730 malades. Nous ne possédons de renseignements, parfois sommaires, que sur 144. Sur les 105 décès dont le bulletin statistique municipal nous révèle l'existence, nous ne connaissons l'adresse que de 46 (44 par l'état civil, 2 par les hôpitaux).

Mais ce dernier chiffre nous permet de poser une question étiologique. Si le bulletin de statistique municipale fait mention de 105 décès, si les registres de l'état civil ne nous ont permis d'en retrouver que 44, cela tient à ce que 61 typhoïdiques, domiciliés dans l'arrondissement, sont morts dans les hôpitaux et que leurs décès ont été reportés aux chiffres des quartiers auxquels ils appartenaient.

Dans le Bulletin statistique de 1880, nous trouvons 62 décès typhiques pour le VIIIe arrondissement; parmi ceux-ci, sur 29 hommes, 21 étaient nés hors Paris, dont 18 sont morts à l'hôpital. C'est de beaucoup la proportion la plus forte de Paris, si l'on ne tient pas compte du VIIe arrondissement, mais dans les chiffres se rapportant à celui-ci figure un grand nombre de décès militaires survenus à l'hôpital du Gros-Caillou. En 1881, sur 76 décès, 48 ont lieu à l'hôpital, dont 20 hommes et 27 femmes nés hors Paris. Nous pouvons donc en conclure que les 3/5 des malades atteints de fièvre typhoïde dans l'arrondissement appartenaient à la population susceptible d'hospitalisation.

Or, dans notre arrondissement, cette population se compose presque exclusivement de domestiques et d'employés logés chez le patron, c'est-à-dire dans les mêmes conditions que les domestiques. D'après les constatations que j'ai pu faire en cinq années déjà d'exercice au bureau de bienfaisance, les indigents vont peu à l'hôpital ; en effet, la population indigente comprend surtout dans le centre de l'arrondissement des vieillards, et dans les quartiers reculés (extrémité du faubourg Saint-Honoré, rue du Rocher, quartier Marbœuf), des ouvriers vivant en famille et ne se décidant pas facilement à entrer à l'hôpital. Il n'y a à peu près pas d'ouvriers isolés ou nomades dans l'arrondissement; sur 15 malades domiciliés dans l'arrondissement et entrés dans les hôpitaux dans les derniers jours de 1882 : 12 étaient domestiques ou employés logés chez le patron ; 2 (un négociant, une dame employée aux magasins du Louvre) entrés à la Maison municipale de santé; 1 fille publique sans domicile fixe.

Or, domestiques et employés se recrutent surtout parmi les jeunes gens; beaucoup d'entre eux sont arrivés récemment à Paris, et nos conclusions concordent avec celles présentées récemment à la Commission de statistique municipale pour les domestiques femmes; elles sont plus sujettes à la fièvre typhoïde que ne le sont les blanchisseuses, la plupart originaires de Paris.

Dans plusieurs des cas qui nous ont été signalés, ce fait étiologique est mentionné; ainsi M. Albert Robin dit que sur 11 malades observés, 4 étaient depuis moins de six mois à Paris.

Mais cette classe des domestiques et employés logés chez le patron est de plus exposée à une cause d'insalubrité, que j'appellerai presque professionnelle, et qui est éminemment favorable au développement de la fièvre typhoïde. Je veux parler des logements insalubres qui leur sont départis. La plupart logent au dernier étage, dans les combles, chambres sans feu, mal éclairées et mal ventilées par une fenêtre en tabatière; à cet étage, lieux d'aisances à la turque, dépourvus toujours d'eau, et souvent d'obturateur automatique; il y a là une cause d'insalubrité au premier chef, qui tranche souvent d'une manière pénible avec l'installation luxueuse des étages inférieurs, et sur laquelle l'attention de la commission d'hygiène a déjà été appelée plusieurs fois. Ajoutons qu'à cette hauteur viennent déboucher les tuyaux d'évent des fosses d'aisances, et que tout se trouve ainsi disposé comme à souhait pour faciliter la contagion fécale de la fièvre typhoïde.

M. le Dr Alph. Robert a signalé ce fait dans une communication fort intéressante. Dans la maison qu'il habite, 13, rue de Naples, un enfant est pris de fièvre typhoïde, avec diarrhée très fétide, on eut recours à l'emploi d'une solution concentrée de sulfate de fer, versée dans les fosses. La bonne du docteur habitait une chambre contiguë avec un cabinet d'aisances, mal entretenu, et aboutissant à la fosse où tombaient les déjections du malade; de plus, la fenêtre de cette chambre était au niveau des tuyaux de ventilation des deux fosses de la maison, l'une presque en face, l'autre de côté.

Cette bonne laissait la porte ouverte le jour, et dit avoir constaté le soir en rentrant qu'une mauvaise odeur régnait dans sa chambre, comme si le vent y avait rabattu l'air des fosses par la fenêtre. Le 9 octobre, elle fut prise d'une fièvre typhoïde grave, dont elle finit par guérir.

Cette observation me paraît éclairer d'une manière typique les causes de la fièvre typhoïde chez les habitants des sixièmes étages.

M. le Dr Petit, au sujet des cas observés, 24, rue de Ponthieu, signale également le mauvais état des lieux d'aisances.

M. le Dr Durand appelle l'attention de la commission sur le mauvais état de la maison 11, rue de Ponthieu. En six ans, il a observé trois cas de fièvre typhoïde dans le bâtiment du fond de la cour, et, l'été dernier, il y a eu à deux reprises des chevaux atteints de la même affection. Dans cette maison, les eaux ménagères et des écuries s'écoulent à ciel ouvert et séjournent, la cour étant en contre-bas de la porte cochère ; celle-ci est mal pavée, non cimentée; l'ouverture d'une fosse d'aisances n'est pas munie d'une fermeture hermétique.

Nous avons constaté une disposition semblable dans la maison, rue François Ier, où il y a eu un cas de fièvre typhoïde.

C'est également à une cause de contagion facilitée par le mauvais état des lieux que nous attribuerons les neuf cas de fièvre typhoïde observés avenue Beaucour, 3.

Il est regrettable que dans la construction de cet immeuble, entreprise dans un but éminemment charitable, on n'ait pas mieux tenu compte des nécessités hygiéniques. 15 chambres, par étage, sur 6 étages, sont groupées autour d'une cour centrale, insuffisamment ventilée, et dont le centre est occupé par les cabinets et la fosse d'aisance, cabinets dépourvus d'eau. Ajoutons à cela l'encombrement qui existe trop souvent dans les logements composés d'une pièce et un cabinet, où logent avec les parents de deux à six enfants : il n'est pas étonnant que la fièvre typhoïde éclate dans un pareil milieu et qu'une fois qu'elle a fait son apparition, elle se propage de porte en porte.

Au 217 du faubourg Saint-Honoré, il n'y a eu que 3 cas de fièvre typhoïde, 1 décès en septembre et 2 cas chez deux enfants en octobre. Cet immeuble présente cependant de nombreuses causes d'insalubrité : cabinets d'aisances mal tenus, sans fermeture, s'ouvrant sur l'escalier ; plombs sordides et souvent encrassés.

Le manque de documents suffisant ne nous permet pas de rechercher si la marche de la fièvre typhoïde dans le VIIIe arrondissement reste en relations avec la disposition des égouts, avec le système de vidange en usage, avec la nature de l'eau consommée. Quant à cette dernière question, les communications de M. Rochard à l'Académie de médecine et à la Société de médecine publique, nous ont appris combien les données recueillies sous ce rapport étaient fallacieuses, par suite des mélanges opérés par la Compagnie des eaux.

Nous croyons pouvoir poser, comme conclusions de ce travail, que :

1° L'épidémie de fièvre typhoïde n'a sévi qu'avec une intensité moyenne dans le VIIIe arrondissement ;

2° Le voisinage de l'hôpital Beaujon n'a pas paru influer sur sa propagation ;

3° La maladie a sévi plus particulièrement chez les domestiques et les employés logés chez les patrons, et cela en raison de leur nouvelle arrivée à Paris, des conditions d'insalubrité particulières dans lesquelles ils sont appelés à vivre.

La propagation de la maladie a été facilitée par le mauvais état ou la mauvaise disposition des fosses d'aisances.

PARIS. — ALCAN-LÉVY, IMPRIMEUR BREVETÉ, 61, RUE DE LAFAYETTE

I. — Décès par fièvre typhoïde, par diphthérie, par fièvres éruptives et puerpérale, par années et par quartiers.

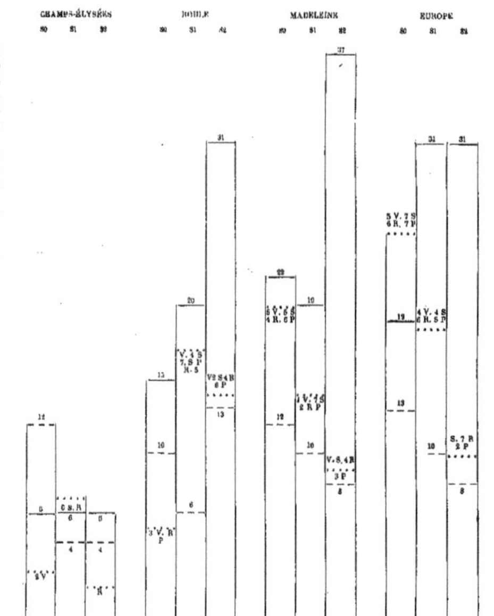

La hauteur des colonnes limitées par —— indique le nombre des décès par fièvre typhoïde ;
par - - - par diphthérie ;
par · · · · par fièvres éruptives et puerpérale.

II. — Mortalité générale et mortalité par maladies épidémiques, comparées par années et par quartiers.

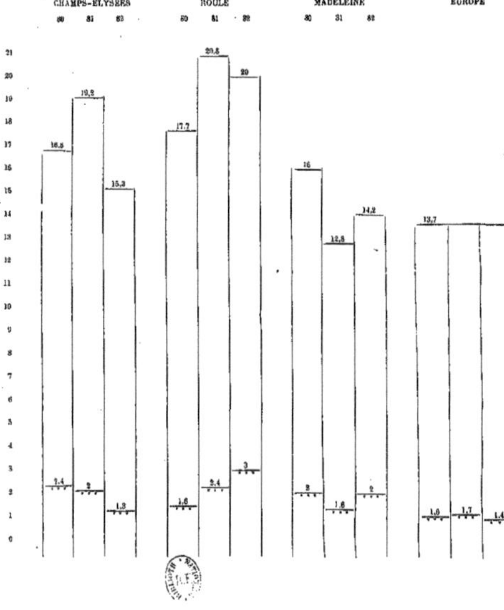

La hauteur des colonnes limitées par —— indique la mortalité générale pou 1.000 vivants; celles des colonnes limitées par ┬┬┬ la mortalité par maladie épidémiques pour 1.000 vivants.

www.ingramcontent.com/pod-product-compliance
Ingram Content Group UK Ltd.
Pitfield, Milton Keynes, MK11 3LW, UK
UKHW021927230726
13925UKWH00007B/2462